ESSAI

SUR

L'HYPERTROPHIE DU COEUR.

ESSAI

SUR

L'HYPERTROPHIE DU CŒUR,

PAR

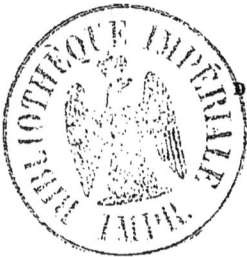

Gabriel GAILHARD,

DE MONLÉON-MAGNOAC (Hautes-Pyrénées),

DOCTEUR EN MÉDECINE.

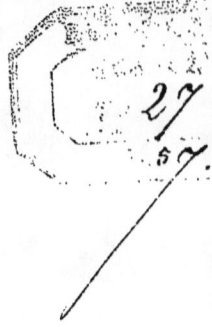

MONTPELLIER,

J.-A. DUMAS, IMPRIMEUR,

place de l'Observatoire, 5.

1857.

ESSAI

SUR

L'HYPERTROPHIE DU CŒUR.

CONSIDÉRATIONS GÉNÉRALES SUR L'HYPERTROPHIE DU CŒUR.

> Si c'est un sujet que je n'entende point, à cela même je m'essaye, sondant le gué de bien loin, et puis, le trouvant trop profond pour ma taille, je me tiens à la rive.
>
> (*Essais de Montaigne,* t. **III**, p. 139.)

L'hypertrophie du cœur est cette affection à laquelle M. Piorry, l'auteur d'une nomenclature savamment hérissée de grec, a voulu, tout récemment, assigner le nom d'*hypercardiotrophie.* Je ne veux certes pas discuter la valeur respective de ces dénominations ; je me contenterai de dire qu'il n'y avait pas lieu, selon moi, de demander à la science le sacrifice de termes aussi signicatifs, et, conservant la première de ces dénominations, d'ailleurs consacrée par l'usage, je me demanderai ce que c'est que l'hypertrophie du cœur.

Pour Lancisi, c'était une augmentation de volume, un épaississement survenu dans cet organe, *par suite d'un vice des fluides*.

Corvisart la désignait sous le nom d'*anévrysme actif*.

Plus récemment, Dupuytren rangeait cette affection dans la grande classe des irritations, et il la désignait par le nom d'*irritation nutritive*.

De nos jours, enfin, M. Grisolle a dit que l'hypertrophie du cœur est une affection caractérisée par l'épaississement des parois de cet organe. De ces définitions, les deux premières me paraissant beaucoup moins justes, la troisième moins intelligible, et la quatrième, enfin, moins complète que celle proposée par M. Bouillaud, j'ai opté pour cette dernière, et je dis avec cet auteur : « L'hypertrophie du cœur est une affection caractérisée par une augmentation de volume, un épaississement qui sera le résultat pur et simple d'un accroissement dans ce qu'on appelle l'acte ou le travail nutritif. » Le mot *hypertrophie* ne réveillera, pour nous, que l'idée d'une altération de quantité, et pas le moins du monde de qualité. C'est assez dire que rien ne sera changé à la nature du tissu hypertrophié.

HISTOIRE.

L'hypertrophie ayant été très-mal définie, comme on le voit, jusqu'à ces derniers temps, nous n'aurions pas à reculer de bien des années pour aller chercher les premières traces de son apparition, comme entité mor- bide, dans le cadre nosographique. Sans nous étendre outre mesure, dans une étude rétrospective qui, au point de vue pratique, ne saurait avoir, ce nous semble, qu'une médiocre importance, nous sentons le besoin de faire figurer dans cette esquisse quelques noms insé- parables, du reste, de l'étude des maladies du cœur. Je ne remonterai pas au delà de l'époque où vivaient Vésale, Nicolas Massa et Baillou, et, si j'arrive jusqu'à eux, c'est pour dire qu'ils ont entrevu l'affection que je traite, et pas le moins du monde pour exhumer et commenter ensuite leurs œuvres par trop imparfaites. Mais j'ai hâte d'arriver à Lancisi, parce qu'il est le premier, je crois, qui ait établi, sinon la nature, du moins le caractère de cette lésion. Nous avons déjà consigné la définition qu'il en a donnée ; nous avons pu voir qu'il avait parfaitement saisi cet épaississement qui caractérise l'hypertrophie du cœur. Seulement, il se trompait sur la nature de cette augmentation de volume, quand il l'attribuait à un *vice des fluides*, quand il comparait le cœur hypertrophié *à tout autre viscère qui serait engorgé, augmenté de volume, par suite de l'obstruction et de la stagnation des liquides.*

Après Lancisi, se placent naturellement Albertini et Valsalva, qui ont attaché leur nom à une mé- thode curative dont nous aurons plus tard à discuter la valeur.

Mais il était réservé à un disciple de Valsalva,

à Morgagni, de formuler, sur les anévrysmes, quelques données positives. Je n'en veux pour preuve que le titre qu'il a placé en tête de ses 17e et 18e lettres, qu'il a consacrées à l'étude des dilatations ou des anévrysmes du cœur et de l'aorte : *Sermo est de respiratione læsâ à cordis aut magnæ arteriæ intrà thoracem aneurysmatibus*. Et, d'ailleurs, ne savons-nous pas que Morgagni rectifia l'erreur commise par Lancisi, en établissant que l'épaississement n'est pas le résultat d'un *vice des fluides*.

Le progrès de cette étude fut sensible lorsque parut l'*Essai* de Corvisart *sur les maladies et lésions organiques du cœur et des gros vaisseaux*. Celui-ci connut l'hypertrophie ; seulement il ne sut pas la distinguer de l'anévrysme, et il la décrivit concurremment avec celui-ci, sous le nom d'*anévrysme actif*.

A peine Corvisart avait-il publié son essai que surgissaient : en Italie, les travaux de Testa ; en Angleterre, ceux de Burns, et en Allemagne, ceux de Kreysig.

Nous ne devons pas oublier, dans cette énumération, le nom de Laënnec, qui signala son passage par la découverte de l'auscultation.

Et enfin, en 1811, parut le premier mémoire de M. Bertin. Grâce à ses immortels travaux, l'hypertrophie fut séparée de l'anévrysme et étudiée comme affection distincte. Après lui sont venus MM. Bouillaud, Louis, Bouisson, Forget, Dechambre, tous hommes dont le nom seul indique la valeur et l'importance des recherches, et qui, proclamons-le, ont fait faire un pas immense à cette partie de la pathologie. Mais, je dois le dire, et je le dis à regret, si ces individualités morbides ont été soigneusement étudiées au point de vue anatomo-pathologique, leur partie thérapeutique a été beaucoup trop négligée. Guidés, en effet, par cet esprit de système qu'il serait temps de proscrire à tout jamais d'une étude qui n'a qu'un but, la santé de l'homme, les médecins modernes ont beaucoup étudié les lésions organiques et les maladies du cœur, mais sous le rapport anatomique, presque exclusivement. J'en pourrais dire autant de bien d'autres affections. A ce point de vue, leurs études ont porté un fruit, c'est incontestable : elles ont éclairé le diagnostic. Pour cela, courage et merci. Mais il est déplorable que ces hommes n'aient pas poursuivi jusqu'au bout une si noble mission, et cherché à éclairer un point malheureusement bien obscur : je veux dire le traitement ou la thérapeutique de tant de cruelles affections. Je ne veux pas m'arroger ici un droit qui ne saurait m'appartenir à aucun titre; loin de moi la prétentieuse idée de critiquer un système, pas plus que ses partisans : non, mais je puis, je dois signaler ce fait; c'est mon droit, bien plus, c'est mon devoir.

Cela posé, j'arrive à mon sujet. Mais, avant de commencer l'étude de la lésion qui va m'occuper, naturellement je dois dire quelques mots de l'organe qui en est le siége.

DU CŒUR.

Le cœur, cet admirable instrument d'hydraulique vivante, est un muscle creux, qui constitue l'organe central de l'appareil circulatoire.

Pas un organe, dans le corps humain, dont l'action soit plus constamment nécessaire. Par lui, en effet, depuis le premier instant de la vie jusqu'au dernier, le sang et, avec lui, les éléments nutritifs sont répandus dans les diverses parties du corps, ce qui a fait dire aux auteurs anciens que cet organe est le *primum vivens et ultimum moriens*.

Le cœur est placé à la réunion du tiers supérieur avec les deux tiers inférieurs du corps. Il est logé dans la cavité thoracique, entre les deux poumons, derrière le sternum, qui le protége contre les violences extérieures, et devant la colonne vértébrale, dont il est séparé par l'œsophage et par l'aorte thoracique.

Il est enveloppé dans toute son étendue par une membrane fibro-séreuse, de forme conique, et dont la partie extérieure est en rapport avec cette portion de la plèvre qui forme le médiastin. La base du cône formé par cette membrane, qu'on appelle péricarde, adhère avec le foliole moyen de la face supérieure du diaphragme, et c'est cette adhérence qui contribue puissamment à fixer le cœur dans sa position.

Le cœur a la forme d'un cône placé sur la ligne médiane, dont la base est tournée en haut, en arrière et à droite, et la pointe en bas, en avant et à gauche. Il présente deux faces, l'une antérieure et l'autre pos-térieure. La face antérieure est presque uniquement formée par le ventricule gauche, et elle présente un sillon, le sillon antérieur du cœur, destiné à loger l'artère coronaire antérieure. La face postérieure est en rapport avec le diaphragme, et présente un autre sillon, le sillon de la face postérieure, qui correspond à la cloison interauriculaire.

Nous trouvons également dans le cœur deux bords : l'un gauche, plus gros, plus épais ; l'autre droit, plus mince.

Le sommet du cœur est bifide, c'est-à-dire qu'il présente deux tubercules ; il correspond au cinquième espace intercostal.

La base présente deux appendices ou deux sacs : ce sont les oreillettes.

Le cœur comprend quatre cavités : deux ventricules et deux oreillettes. Les ventricules ne communiquent pas entre eux, les oreillettes ne communiquent pas non plus entre elles ; mais chaque ventricule communique avec l'oreillette correspondante. Un mot sur chacune de ces cavités.

Le ventricule droit est de forme prismatique ; il a une paroi antérieure et une paroi interne, qui est séparée du ventricule gauche par une cloison complète. On y trouve des saillies musculaires qui ne sont autre chose que ce qu'on appelle les colonnes charnues. Ces colonnes charnues sont de trois espèces. Celles de la première espèce sont isolées dans tous les points de leur circonférence ; l'une de leurs extrémités adhère avec la paroi du cœur, l'autre se termine par une multitude de petites cordes. Celles de la deuxième espèce sont, comme les premières, isolées dans tous les points de leur circonférence ; elles en diffèrent en ce que leurs extrémités adhèrent avec deux points donnés du ventricule. Les colonnes de la troisième espèce adhèrent avec les parois du ventricule non-seulement par leurs extrémités, mais encore par la moitié du cylindre qu'elles forment. Ces diverses colonnes charnues s'entre-croisent, et forment un lacis que M. Cruveilhier a appelé *réseau cardiaque.*

Nous trouvons dans le ventricule droit deux ouvertures : l'une très-grande, l'orifice auriculo-ventriculaire, qui conduit à l'oreillette droite. Cette ouverture est munie d'une valvule formée par trois languettes, qui lui ont fait donner le nom de *valvule tricuspide.* Ces trois pointes sont constamment tournées vers le ventricule, et se continuent avec les cordages tendineux des colonnes de la première espèce. La valvule a pour usage, en réunissant ces trois pointes, de fermer la communication et de s'opposer au passage du sang du ventricule dans l'oreillette. A droite, on trouve une autre ouverture qui correspond à l'artère pulmonaire. A l'endroit où cette artère s'ouvre, on trouve trois membranes formant chacune un panier de pigeon, et qui, à elles trois, obturent complétement l'ouverture. On leur a donné le nom de *valvules sigmoïdes.*

Le ventricule gauche est constitué par des colonnes charnues et du tissu aréolaire. On y trouve aussi deux ouvertures : l'une, l'orifice auriculo-ventriculaire gauche, munie d'une valvule constituée par deux membranes seulement, qu'on aurait, pour cela, pu appeler bicuspide, et qu'on a désignée sous le nom de *mitrale;* l'autre ouverture n'est autre chose que la naissance de l'aorte. A cela nous devons ajouter que les fibres musculaires sont plus épaisses, plus fortes dans ce ventricule que dans le ventricule droit. En cela la nature a été fort prévoyante ; et, en effet, la quantité de sang envoyée par le cœur droit dans le poumon est la même que celle envoyée par le cœur gauche dans les diverses parties du corps, et cela doit être. Or il faut plus de temps au sang aortique pour exécuter son trajet qu'il n'en faut au sang noir pour exécuter le sien : donc il faut que le ventricule gauche imprime une force plus grande au sang qu'il envoie; donc il faut qu'il ait des fibres musculaires plus fortes, plus nombreuses. Du reste, cette particularité anatomique n'avait pas échappé à la sagacité de l'immortel auteur des *Aphorismes ;* seulement il avait mal interprété le but que s'était proposé la nature. Il pensait, en effet, que l'épaisseur des parois du ventricule gauche était plus considérable parce qu'il fallait que celles-ci pussent retenir plus longtemps la chaleur.

Les oreillettes sont de vastes ampoules qui ne sont que la terminaison des diverses veines. L'oreillette droite présente trois ouvertures : l'une qui est la terminaison de la veine cave supérieure, l'autre de la veine cave inférieure, et la troisième, enfin, de la veine coronaire. Les deux oreillettes sont séparées par une cloison complète chez l'adulte, et percée chez le fœtus, d'un trou qu'on a appelé le trou de Botal.

La capacité de l'oreillette gauche est un peu moins considérable que celle de l'oreillette droite. En bas, elle présente l'orifice auriculo-ventriculaire gauche, et, en haut, l'embouchure des quatre veines pulmonaires.

Je ne veux pas me livrer à des considérations anatomiques qui m'entraîneraient trop loin. Je passerai donc sous silence la structure intime du cœur, ou, tout au moins, je n'en dirai qu'un mot ; je ne m'occuperai pas, non plus, du poids ni du volume de cet organe. Là-dessus, d'ailleurs, je n'aurais que les hypothèses à consigner. A propos du tissu essentiel du cœur, je dirai que c'est ce tissu auquel M. Cruveilhier a donné, dans ces derniers temps, le nom de *tissu érectile*. Ce savant anatomiste pense que les mailles de ce tissu ont pour usage de briser les colonnes sanguines, de manière à ce que les diverses parties qui entrent dans la constitution du sang se mélangent plus intimement.

Après avoir décrit, je me trompe, après avoir signalé les diverses parties du cœur qui, soit que l'hypertrophie existe d'une manière générale, soit qu'elle existe d'une manière partielle, sont susceptibles d'être atteintes, j'aborde l'étude de cette lésion.

Traiter d'une manière succincte l'anatomie pathologique de cette affection, étudier son étiologie,
énumérer ses divers symptômes, décrire sa marche,
sa durée, sa terminaison, son diagnostic différentiel
et son pronostic, insister surtout sur son traitement :
tel est le plan que je me propose de suivre dans
l'étude que j'entreprends.

DES LÉSIONS CADAVÉRIQUES.

Et, tout d'abord, que présente de saillant le cœur
d'un sujet qui a succombé à une hypertrophie de cet
organe? Un épaississement de ses parois et, par suite,
une augmentation de volume. Mais l'anatomie pathologique nous permet-elle d'évaluer l'augmentation de
volume avec cette précision mathématique dont nous
parlent certains auteurs? Je ne le pense pas, et je
suis loin de partager l'opinion de ces hommes qui,
après avoir ouvert un cadavre, viennent hardiment
affirmer que le cœur a deux fois, trois fois, quatre
fois le volume qu'il avait à l'état normal. La difficulté
ou, pour mieux dire, l'impossibilité qu'il y a à constater le poids et le volume d'un cœur normal fait,
d'ailleurs, justice des assertions de cette nature. Et,
en effet, Laënnec avait érigé en principe que le
volume du cœur normal est sensiblement le même
que celui du poing chez un adulte. Cette estimation
n'avait pas un degré de précision convenable, et
c'est alors que des anatomo-pathologistes sont venus

nous offrir un fastidieux tableau de chiffres qui nous indiquent le poids ou le volume des cœurs qu'ils ont pesés ou mesurés, mais qui, pour le cas actuel, ne nous indiquent rien. Sous ce rapport donc, l'anatomie pathologique nous permet de constater une augmentation plus ou moins notable de poids et de volume.

Cette opinion que je viens d'émettre, je la reproduis presque à regret, parce que je sais ce qu'elle a causé de désespoir au chef de la doctrine anatomo-pathologique, lorsqu'elle est tombée de la bouche de M. Cruveilhier.

L'hypertrophie peut être générale ou partielle. Si elle a été générale et considérable, le cœur a éprouvé des changements, soit dans sa forme, soit dans sa situation, soit enfin dans sa direction et dans ses rapports, et l'anatomie pathologique est chargée de nous les faire palper.

Quand l'hypertrophie est partielle, l'anatomie pathologique nous démontre qu'elle atteint beaucoup plus souvent le ventricule gauche que le ventricule droit. Il est assez rare de voir les oreillettes affectées isolément. Cela arrive cependant quelquefois : j'ai moi-même pu observer un cas de ce genre à Toulouse, à l'Hôtel-Dieu St-Jacques. Voici cette remarquable observation :

La nommée Bedel (Clarisse), âgée de vingt-un ans, malade depuis deux ans, entre à l'hôpital le 30 décembre 1857. Nous n'avons pas les moindres ren-

- 17 -

seignements sur les phénomènes qu'a présentés la maladie à des époques antérieures. Tout ce que nous savons, c'est que cette jeune fille a mené une vie orageuse: elle a été fille publique; elle a fait, en cette qualité, bien des excès, tant alcooliques que vénériens.

Entrée à l'hospice quelque temps auparavant, elle fut soumise à un traitement sous l'influence duquel elle vit son état s'améliorer à tel point, qu'elle crut pouvoir pouvoir sortir le 15 décembre. C'était pour y rentrer le 30 du même mois, seulement beaucoup plus malade. J'examinai la jeune fille avec le plus grand soin, et l'auscultation ne me permit de signaler aucun bruit anormal; j'ai pu seulement constater que les bruits normaux étaient profonds, lointains, étouffés. Par la percussion, j'ai pu noter une matité considérable à la région précordiale. Quant à la voussure, elle n'existait pas.

Dès que la malade a été à l'hôpital, l'œdème a commencé à se produire aux extrémités inférieures, et en peu de jours il est devenu général. Dans les derniers temps, la malade a eu plusieurs hémoptysies; le pouls est devenu de plus en plus petit, régulier, concentré. La dyspnée était extrême. J'ai pu remarquer également la cyanose des lèvres. Enfin la malade est morte le 16 janvier, après avoir présenté une anxiété extrême, de l'orthopnée et tous les symptômes d'une suffocation imminente.

Autopsie. Le péricarde est fortement distendu par

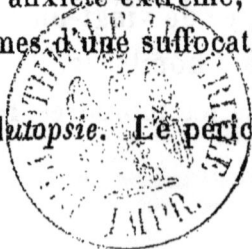

2

une masse énorme de liquide. Les poumons sont gorgés de sang ; le cœur est très-volumineux : mais l'hyper-trophie ne porte que sur la portion auriculaire, et principalement sur l'oreillette gauche.

En ouvrant les cavités, nous trouvons :

1° Dans le ventricule et l'oreillette du côté droit, quelques concrétions sanguines fibrineuses, blanchâtres, mais peu volumineuses ;

2° Dans le ventricule gauche, quelques végétations formées par de la matière jaune, dite athéromateuse, situées sur les colonnes charnues. Rien à l'orifice aortique ni sur les valvules sigmoïdes. L'orifice auri-culo-ventriculaire et la valvule mitrale sont mécon-naissables. L'orifice est tellement rétréci, qu'on aurait peine à y faire passer une plume à écrire. De plus, les valvules sont épaissies, et présentent tout à fait l'aspect de cette matière athéromateuse qui forme les végétations. Par ce que nous venons de dire, il est aisé de voir que le passage du sang de l'oreillette dans le ventricule devait être sigulièrement gêné.

3° L'oreillette gauche présentait une capacité énorme; nous avons pu sans peine y loger le poing. Malgré cette énorme dilatation, les parois n'avaient pas perdu de leur épaisseur. Il semblait même que cette épaisseur était augmentée. L'oreillette gauche renfermait, en outre, un énorme caillot de sang, qui s'y était proba-blement coagulé aux derniers instants de la vie.

Le siége de la lésion nous explique suffisamment la rapidité avec laquelle l'affection a parcouru ses diverses périodes, et les désordres notables que nous avons pù signaler dans l'organe central de la circulation nous expliquent aussi tous les désordres fonctionnels qui se sont manifestés d'une manière si effrayante, pendant les quelques jours qui ont précédé la mort de la jeune fille.

Quoi qu'il en soit, l'hypertrophie peut être beaucoup plus circonscrite, puisque les auteurs citent des exemples où l'on a vu la cloison interventriculaire, la pointe, les colonnes charnues et jusqu'aux piliers des valvules, s'hypertrophier isolément.

Variétés.

Les parois des cavités du cœur étant modifiées dans un cas d'hypertrophie, les cavités devront éprouver le contre-coup de ces modifications, et l'anatomie pathologique devra nous les faire connaître. Nous trouverons, en effet, ces cavités ayant une capacité conservée, diminuée ou augmentée. Le premier de ces trois cas est excessivement rare, et l'on s'explique parfaitement cette rareté. Lorsque l'hypertrophie présente cette particularité, elle prend le nom d'*hypertrophie simple*. La seconde modification, c'est-à-dire celle où la capacité de la cavité a été diminuée, est assez rare aussi. Son existence est même contestée par des hommes éminents ; mais elle a été mise hors de doute par les recherches de MM. Louis et Bouisson, et surtout par le remarquable travail qu'a publié M. Dechambre dans la *Gazette médicale* du 21 septembre 1844.

Quand elle se présente avec ce caractère, l'hypertrophie est dite *concentrique*. Lorsque, au lieu de trouver la capacité de ces cavités conservée ou diminuée, nous la trouverons augmentée, nous aurons une hypertrophie *excentrique*. C'est l'anévrysme actif de Corvisart ; c'est la forme où le cœur prend ces dimensions considérables dont parlent les auteurs. C'est, sans contredit, le cas le plus fréquent ; c'est celui à l'étude duquel je consacre les quelques considérations qui vont suivre.

Outre ces altérations et celles du tissu musculaire, qui est plus ferme et plus rouge, nous pourrons signaler des lésions particulières du péricarde et de l'endocarde. Nous trouverons fréquemment aussi, du côté des poumons, du foie, etc., des hydropisies, des congestions ou autres affections qui nous indiqueront la part que prennent ces divers organes à la lésion du cœur.

ÉTIOLOGIE.

Admettre à l'hypertrophie du cœur des causes de deux espèces, les unes prédisposantes, les autres déterminantes, sera admetttre la classification généralement admise, et, comme nous n'avons pas la prétention de mieux faire, nous l'adopterons aussi ; seulement, nous subdiviserons les causes déterminantes en deux classes : les causes *déterminantes organiques*, et les causes *déterminantes vitales*.

Nous arrivons à leur étude.

Causes prédisposantes.

Au premier rang des causes prédisposantes, les auteurs placent l'hérédité. Quelques-uns, néanmoins, semblent l'y placer à regret; d'autres ne lui feraient peut-être pas l'honneur d'une mention, s'ils ne pouvaient invoquer l'autorité de quelques faits recueillis, surtout par Lancisi, Albertini et Pinel. Avant d'aller plus loin, je me demanderai si des hommes, fort érudits, du reste, peuvent être de bonne foi quand ils méconnaissent l'influence d'une cause aussi évidente. Certainement, non; car elle se manifeste si souvent, qu'il est impossible que des observateurs sérieux ne l'aient pas constatée. Quant à moi, j'ai pu la noter chez les sept neuvièmes des sujets sur lesquels il m'a été donné d'avoir des renseignements positifs. Du reste, et je ne crois pas en cela m'exagérer son importance, l'hérédité devrait, pour l'hypertrophie du cœur, comme pour bien d'autres affections, être rangée dans la catégorie des causes efficientes. L'observation suivante, recueillie à l'Hôtel-Dieu de Toulouse, m'en fournit la preuve :

Arnaud (Marie), âgée de trente ans, célibataire, domestique, malade depuis le mois de novembre, entre à l'hôpital le 24 janvier dernier. Elle nous raconte que, il y a environ un mois, elle a perdu sa mère d'une maladie, la seule qu'elle ait faite, et à la suite de laquelle le corps s'est enflé. Son père est mort, il y a dix-sept ans, d'une maladie longue, qui paraît avoir été une tuberculisation. Pour ce qui la concerne, elle s'était toujours assez bien portée, nous dit-elle. Cependant elle s'enrhumait facilement, et elle toussait beaucoup tous les hivers; son mal ne l'avait, néanmoins, jamais obligée de quitter le travail. Elle avoue, toutefois, que depuis longtemps elle éprouvait des battements de cœur violents, qui se faisaient sentir principalement pendant l'hiver et lorsqu'elle avait monté l'escalier. Elle n'a jamais eu d'hémoptysies. — Le 7 février, il s'est produit une anasarque presque générale : infiltration œdémateuse des pieds, des jambes, des cuisses, des extrémités supérieures; inappétence; elle supporte cependant ce qu'elle mange; elle n'a pas de diarrhée; il y a un peu de constipation depuis qu'elle est malade. Nous remarquons également un peu de dyspnée, une toux humide s'accompagnant d'une abondante expectoration. Râle muqueux dans toute l'étendue du poumon gauche; souffle bronchique ou respiration puérile au poumon droit; bruits du cœur profonds, sourds, étouffés et fréquents; pouls fréquent, vif, petit (mais cette petitesse peut tenir à l'œdème de l'avant-bras, qui est assez prononcé, car il est assez fort au pli du coude). L'œdème augmente sensiblement. — Le 14, nous remarquons une tendance continuelle au sommeil; la face est bouffie; la respiration est de plus en plus gênée, abdominale; le râle muqueux s'étend à toute la poitrine; crachats peu nombreux; collapsus pro-

noncé ; battements toujours étouffés , profonds , lointains ; pas de matité, ni de voussure ; pouls impercepti-
ble. — Mort le 14, à neuf heures du soir.

Autopsie vingt heures après la mort. — Poumons
sains, simple engouement cadavérique au bord gauche. Quantité assez forte d'eau dans les plèvres ; un
demi-verre dans le péricarde. Pas d'adhérence dans
les plèvres ni dans le péricarde. Épaississement notable ; hypertrophie considérable, avec légère dilatation
du ventricule droit ; ses parois avaient à peu près
huit millimètres d'épaisseur. Quantité notable de sang
coagulé dans les cavités. Long caillot fibrineux ; concrétion sanguine, allongée, molle encore, mais devant
remonter au moins à quelques jours, s'étendant de
l'orifice auriculo-ventriculaire à l'orifice artériel pulmonaire. Après cela, les valvules et les orifices sont
en très-bon état. L'oreillette est saine. Le trou de
Botal est oblitéré. Les cavités gauches sont parfaitement saines. Nous avons trouvé une grande quantité
de sang coagulé.

Malgré les recherches les plus minutieuses, malgré
l'incision verticale, vantée par M. Bouillaud comme
moyen presque infaillible d'arriver à la constatation
de ces faits, nous n'avons pas trouvé la moindre trace
de lésion organique ; et nous croyons pouvoir affirmer
que, dans ce cas, l'auteur que je viens de citer n'aurait
pas été aussi heureux qu'il le fut dans l'observation

qu'il relate avec complaisance à la page 84 de son *Traité clinique des maladies du cœur*.

Comment s'est donc développée cette hypertrophie, précisément dans le cœur droit? Elle n'a pas été produite par une lésion organique ; elle ne l'a pas été non plus par suite de la non-oblitération du trou de Botal. Est-ce parce que la position de la concrétion dont j'ai parlé entraînait le rétrécissement des orifices? J'en doute, car cette concrétion paraissait de formation récente.

Tenait-elle simplement à des palpitations nerveuses?

Est-elle enfin le résultat de l'influence héréditaire? Je n'hésite pas à le croire, d'autant qu'on m'apprend que plusieurs membres de cette famille ont succombé à cette affection.

Quoi qu'il en soit, il resterait à s'expliquer comment cette lésion, relativement légère, a pu donner lieu à des symptômes généraux si graves et à une mort si prompte. Quant à moi, je crois que la concrétion dont nous avons parlé a joué là-dedans un rôle actif ; et ce qui me porte à émettre cette opinion, c'est la coïncidence entre la formation de cette concrétion (que je crois récente) et l'apparition de ces symptômes effrayants. Nous avons vu, en effet, que ceux-ci n'avaient débuté qu'à l'époque où la malade est entrée à l'hôpital, et que, jusqu'à ce moment, il n'y avait eu que de l'essoufflement et des palpitations.

Parmi les causes prédisposantes, on cite encore l'âge, le sexe, les professions. Pour ce qui concerne l'âge et le sexe, tout ce que nous savons se borne à dire que cette affection se montre le plus souvent dans l'âge adulte, et qu'elle atteint plus fréquemment l'homme que la femme. Quant aux professions, Corvisart leur faisait jouer un grand rôle dans la prédisposition à l'hypertrophie cardiaque. Ainsi il pensait que les tailleurs, les tanneurs, les corroyeurs et les blanchisseuses y étaient notablement prédisposés, et il attribuait cette prédisposition à la gêne circulatoire résultant de la position continuelle des membres inférieurs. L'observation ne paraît pas avoir confirmé les données de Corvisart, et l'on ignore presque complétement l'influence des professions.

Causes déterminantes organiques.

Je passe aux causes déterminantes. L'école anatomique moderne, qui est, selon l'expression du prof^r Anglada, qui est, dis-je, à la médecine ce que le sensualisme est à la philosophie, l'école moderne n'admet dans cette catégorie que les vices organiques du côté de l'aorte, de l'artère pulmonaire, des valvules ou de quelqu'un des orifices. Nous en avons déjà bien assez dit, je crois, pour qu'on puisse savoir quelles sont nos idées là-dessus. Oui, nous repoussons cette doctrine, et nous la repoussons avec toutes ses conséquences, nous retranchant avec notre nudité scientifique derrière une imposante barrière de faits bien observés. Nous avons déjà tenu compte à cette école des services

signalés qu'elle avait rendus dans l'étude de cette in-
dividualité morbide ; mais nous sentons le besoin de
lui dire qu'elle a mis au jour des théories tout au
moins exagérées, qui ne sauraient survivre au talent
de leurs auteurs. Certainement les vices organiques
jouent un grand rôle, et ils ont, dans bien des cas,
produit l'hypertrophie du cœur : il ne faut pourtant
pas s'exagérer leur importance au point de leur reconnaître en propre une attribution qui ne saurait
leur être exclusivement dévolue.

Nous proclamons donc l'action de ces causes, et
nous leur donnons le nom de déterminantes organiques, pour les distinguer de certaines autres qui, sans
être de la même nature, ont bien la même valeur.

Il est un autre ordre de causes que je place ici,
parce qu'elles semblent tenir le milieu entre les causes
organiques et les causes vitales. Je veux parler de la
présence, dans le cœur, de corps étrangers qui doivent
nécessairement être une cause d'hypertrophie, par la
gêne circulatoire que ces corps doivent produire. Je
sais bien qu'on conteste l'existence de ces anomalies,
et qu'on se refuse à croire aux exemples nombreux
relatés dans les ouvrages publiés depuis Thomas Erastus
jusqu'à nos jours. Je n'ignore pas qu'on a émis, à ce
sujet, une opinion fort spécieuse, qui consisterait à dire
que ces observateurs ont pris des concrétions pour des
calculs. Mais je sais aussi que Lancisi a soutenu, de
toute l'autorité de son nom, l'existence de faits de cette
nature, et je m'incline devant cette significative opi-

niâtreté. Je crois donc, pour mon compte, à la véracité des assertions de Zacutus Lusitanus, au rapport duquel on aurait trouvé dans le ventricule droit d'un voleur qui fut roué, et qui avait éprouvé des palpitations, trois petites pierres de couleur cendrée, pesant une drachme.

D'après Wierus, on aurait aussi trouvé trois petits calculs dans le cœur de l'empereur Maximilien.

Mais une observation bien remarquable est celle rapportée par Otho Heurnius, d'un jeune homme de vingt-un ans, qui mourut à la suite de palpitations très-fortes : « On trouva, à l'autopsie, dit cet auteur, le cœur quatre fois plus gros qu'à l'état normal, et de plus on découvrit trois petits calculs de la grosseur d'un pois chiche, dans la cloison qui sépare les deux ventricules. »

Lancisi rapporte, lui aussi, des faits de ce genre, et personne n'ignore que dans le péricarde de Mlle Desrosiers, actrice célèbre, qui, à sa mort, en 1807, exprima le désir que, pour l'instruction des médecins, qui n'avaient pas pu se rendre compte de son mal, son cadavre fût ouvert, personne n'ignore que l'on trouva une poche renfermant des cailloux fort brillants, dont l'un, touché par le scalpel, fit réellement feu.

A côté de cette étude, nous devons placer celle des tumeurs polypeuses. Mais donnerons-nous cette dénomination à toutes les concrétions que nous rencontrerons, après la mort, dans les cavités de l'organe central de la circulation ? Non ; pour nous, partageant l'opinion de Sénac et de Corvisart, nous appellerons polype toute concrétion qui, développée dès long-temps, a dû déterminer la mort. Nous réserverons celle de concrétion simple à celle qui, formée au moment où la vie finit et où le sang se coagule, est une conséquence de la mort.

Cette distinction que nous venons d'établir a été l'objet de bien des controverses. Les uns pensaient que la concrétion polypeuse est toujours la cause ; les autres soutenaient, au contraire, qu'elle est toujours la conséquence de la mort. Cette dernière opinion est défendue avec talent par M. Blaud, de Beaucaire, dans un travail qu'il a publié dans la *Gazette médicale* du 9 mai 1834. Nous ne saurions cependant l'adopter d'une manière exclusive, et nous pourrions hardiment invoquer l'autorité des faits en faveur de l'une et de l'autre de ces deux manières de voir.

Causes déterminantes vitales.

J'arrive enfin à cette espèce de causes auxquelles nous avons donné le nom de vitales. Ces causes, con-signées dans les ouvrages d'auteurs anciens, de Cor-visart et de Kreysig, par exemple, semblent être passées inaperçues pour la plupart des auteurs mo-dernes. Je veux parler de la suppression d'un flux, de la répercussion d'une maladie cutanée, de l'existence d'un vice scrofuleux, arthritique, ou d'une infection vénérienne. Ces divers états morbides, je les considère comme capables d'engendrer l'hypertrophie cardiaque. Et il n'y a qu'à lire les observations rapportées dans l'*Essai sur les maladies et les lésions organiques du cœur*, pour comprendre que, du moins, quelques-uns de ces divers états doivent nécessairement avoir cette fatale conséquence. Corvisart raconte, en effet, qu'il a souvent trouvé, sur les valvules auriculo-ventriculaires, des excroissances vénériennes. Comment ces excroissances ne gêneraient-elles pas la circulation du sang dans le cœur ? Comment ne détermineraient-elles pas l'hypertrophie de cet organe? On voit, du reste, de nombreux exemples analogues à celui que je viens de relater, dans les ouvrages des auteurs que j'ai nommés, et aussi dans le *Traité des maladies chroniques* du docteur Hahnemann.

J'allais donner le dernier coup de pinceau à ce tableau étiologique, avec le regret bien vif de ne pouvoir invoquer une observation personnelle, lorsque le hasard m'a fourni l'occasion de constater un cas fort remarquable, où l'on voit, d'une manière bien évidente, le rôle que peut jouer une métastase dans la production de l'hypertrophie cardiaque. L'observation qui suit, je l'ai recueillie chez une jeune fille de vingt-trois ans, N. B., exerçant à Toulouse la profession de lingère. Après avoir constaté l'existence d'une hypertrophie, je voulus naturellement en rechercher la cause. Je la mis en demeure de m'avouer si, à une époque plus ou moins éloignée, elle'n'aurait pas été atteinte de quelqu'une de ces affections qu'on n'avoue jamais qu'avec répugnance; et, sur sa réponse négative, je lui demandai si elle n'avait jamais ressenti de douleurs rhumatismales. Une réponse affirmative, suivie des détails qui vont suivre, ne me permit plus bientôt de conserver un doute sur la nature de la cause qui avait produit l'affection que je venais de signaler.

Cette jeune fille me raconte que, il y a sept ans environ, elle eut au genou gauche une douleur rhumatismale, qui la fit beaucoup souffrir. Cette articulation fut le siége du rhumatisme pendant dix-huit mois environ; après quoi il se déplaça, et choisit le coude pour le lieu de sa résidence. Naturellement inconstante, essentiellement mobile, cette affection se promena pendant longtemps de l'une à l'autre de ces deux articulations, et ce n'est qu'au mois de décembre 1854 qu'elle quitta ces parages, et que, par des douleurs intenses, elle annonça à la jeune fille qu'elle avait élu domicile dans la région du cœur. Ce séjour semble lui plaire; car, depuis cette époque, elle ne l'a pas quitté. La malade, au moment où je l'ai vue pour la première fois, était en proie à de vives souffrances, qu'elle disait venir du cœur. « Elles sont profondes, me disait-elle, mais il leur arrive souvent de quitter le cœur et de devenir tout à fait superficielles »; ce qui me fit penser que c'était bien l'affection rhumatismale qui, obéissant aux caprices de sa nature, se portait de temps en temps aux muscles intercostaux.

L'action de ces causes est donc, dès à présent, tout aussi clairement démontrée que l'est celle des causes organiques. Nous croyons, dès lors, que le praticien devrait en rechercher activement l'existence et diriger contre elles un traitement approprié. C'est ainsi que procédaient les auteurs sur l'autorité desquels j'ai basé mon opinion ; et je ne suis pas éloigné de croire qu'on ne doive attribuer à cette particularité les cures merveilleuses que nous trouvons consignées dans leurs ouvrages, et auxquelles les auteurs semblent, de nos jours, refuser toute créance.

J'aurais à discuter maintenant l'opinion de M. Bouillaud, qui pense que la péricardite et l'endocardite sont des causes constantes d'hypertrophie cardiaque. Qu'il me suffise de dire que je ne saurais regarder comme une hypertrophie cette augmentation de volume qui survient à la suite de ces deux maladies, et que je la regarde comme une affection passagère devant disparaître en même temps que la péricardite et l'endocardite, de même que la tuméfaction d'une partie disparaît quand la phlogose qui l'avait produite disparaît aussi.

M. Louis regarde, avec raison, je crois, l'emphysème vésiculaire des poumons comme une cause efficiente d'hypertrophie.

On avait, pendant longtemps, attribué la même influence à la phthisie pulmonaire ; on est complétement revenu de cette erreur.

Il est bien temps que je parle de l'exercice violent,

de l'abus des boissons alcooliques, des excès vénériens, du régime excitant et des émotions vives, et bien des personnes pourront supposer tout d'abord que c'est par suite d'un oubli que je leur assigne une place si éloignée. Mais on comprendra que ce n'est certes pas pour cette raison, lorsque j'aurai dit que ce ne sont là, pour moi, ni des causes prédisposantes, ni des causes déterminantes. Je ne leur reconnais donc aucune valeur, en tant qu'il s'agit de produire l'hypertrophie du cœur, pas même d'y prédisposer. Mais j'ai hâte d'ajouter que je les crois capables d'exercer une influence fâcheuse sur sa marche et sur son développement.

SYMPTOMATOLOGIE.

J'aborde maintenant la symptomatologie de l'hypertrophie cardiaque. Et, tout d'abord, je dois dire que, de tous les symptômes que nous trouvons dans le cadre nosologique, pas un n'est pathognomonique. J'ajouterai cependant que le tableau complet des symptômes que nous allons énumérer permet d'asseoir, avec un degré convenable de précision, le diagnostic de cette lésion.

Etablirons-nous, à l'exemple de Corvisart, trois degrés dans ce qu'il appelait l'anévrysme du cœur, et partirons-nous de là pour classer les symptômes? Ou bien distinguerons-nous, avec le savant professeur Requin, dont la science déplore la perte, des symptômes locaux et des symptômes généraux?

En adoptant la marche suivie par le premier de ces auteurs, je dépasserais les limites du cadre restreint que je me suis tracé, et je n'atteindrais pas mieux, pour cela, le but que je me propose. J'établirai donc deux catégories de symptômes, et je les exposerai successivement, en commençant par les symptômes locaux.

Symptômes locaux.

Et, d'abord, que dirons-nous de ce sentiment de gêne et de pesanteur qu'éprouvent les malades, et de cette voussure que quelques auteurs signalent et disent avoir observée? Le premier de ces symptômes est assez constant; il n'a pas néanmoins une grande valeur. Le second est un mythe, je crois; car j'ai longtemps cherché à le constater, et je n'ai pas été assez heureux pour y parvenir. Ce n'est pourtant pas sur mes observations personnelles que je me base pour avancer cette opinion, qui aurait le tort d'être fort téméraire si elle n'avait celui d'être prétentieuse. Mais, peu confiant en moi-même, je me suis enquis auprès d'hommes fort estimables, d'observateurs très-minutieux, et j'ai eu la satisfaction de voir que leur opinion était la mienne. Du reste, M. Woillez, dans son *Traité de la mensuration et de l'inspection de la poitrine*, a signalé une saillie physiologique existant chez certains individus, et qui a pu être prise pour la voussure en question.

Quelques auteurs font mention d'une douleur qui

aurait son siége à l'épigastre, et qu'il m'a été donné à moi-même d'observer plusieurs fois. Mais ce qu'aucun ne signale, ce que, par suite, je n'ai pas cherché à constater, et ce qui n'a pas échappé à l'œil observateur d'un praticien auquel je dois de bonnes observations, M. le docteur Lafage, c'est la coïncidence de cette douleur avec l'absence de soif et de rougeur de la langue. Je ne sais s'il n'attache pas une importance trop grande à cette coïncidence, mais il se croit autorisé, dès qu'il l'a constatée, à diagnostiquer une maladie organique du cœur chez les vieillards, ou des palpitations chez les adultes, et il m'a certifié qu'on s'y trompe rarement.

La percussion nous fournit le moyen de constater, dans la région précordiale, une matité plus ou moins considérable, suivant le degré plus ou moins avancé de la maladie.

Grâce à l'auscultation, nous signalons une impulsion du cœur qui est assez considérable, parfois, pour soulever les parois de la poitrine et pouvoir être perçue à distance. Par elle, encore, on observe quelquefois des bruits anormaux, tels que bruit de souffle, tintement métallique. Au moyen de l'auscultation, enfin, nous trouvons que, souvent, les bruits du cœur sont profonds, lointains, étouffés; quelquefois même on voit que ces bruits sont prolongés. Cette remarque, qu'avait faite Hope et qu'a faite, après lui, M. Valleix, j'ai moi-même pu la justifier dans deux cas.

Je veux maintenant faire mention de deux symptômes

qui paraissent être passés inaperçus pour les auteurs modernes : il s'agit de l'impulsion du cœur se faisant sentir quelquefois à la région épigastrique, et d'une douleur, passagère, il est vrai, qu'éprouvent et qu'accusent quelques malades au moment où le bol alimentaire parcourt l'œsophage pour se rendre à l'estomac. Je signale ces deux symptômes parce que je leur crois une certaine valeur, qu'il m'a été donné de les constater, et que, à raison des rapports anatomiques du cœur, ces phénomènes doivent se produire souvent. J'ai vu le premier chez une jeune fille de dix-neuf ans : je sentais d'une manière très-distincte, en plaçant ma main sur l'épigastre, les battements du cœur ; seulement, comme je craignais de commettre une erreur que je savais, du reste, avoir été commise par des hommes fort recommandables ; comme je craignais, dis-je, de prendre pour les pulsations du cœur les battements simultanés des trois artères qui constituent le tronc cœliaque, je jugeai convenable de porter mon attention sur la région cardiaque, et je pus m'apercevoir qu'en cet endroit l'impulsion était nulle. Ce n'est pas tout : me défiant encore de moi-même, je voulus m'aider du conseil de deux hommes fort intelligents et fort érudits, et je fus assez heureux pour faire confirmer par eux la remarque que j'avais faite de ce symptôme inusité.

Le deuxième m'a été fourni par une femme, âgée de trente-neuf ans, qui entra à l'Hôtel-Dieu de Toulouse en avril 1856. A plusieurs reprises, la malade me parla d'une douleur assez vive, mais passagère, qu'elle éprouvait, au moment de la déglutition, du côté de la colonne vertébrale. Je ne m'arrêtai pas tout d'abord à cette déclaration ; cependant, la plainte se renouvelant, je voulus en rechercher la cause, et je la trouvai dans les rapports du cœur avec l'œsophage : je me dis que le cœur de cette femme, ayant augmenté de volume, pressait l'œsophage au moment où celui-ci se distendait pour donner passage au bol alimentaire, arrêtait momentanément le cours de ce bol, et provoquait la douleur dont la femme se plaignait. Tels sont, je crois, les symptômes locaux de l'hypertrophie cardiaque. — J'arrive à ses symptômes généraux.

Symptômes généraux.

Si nous portons nos regards sur l'appareil circulatoire, nous acquérons bien vite la conviction qu'il y a accélération dans son mouvement : la rougeur vive des joues et l'inspection du pouls, qui est, en général, fort, plein, large, ne nous laissent pas un doute là-dessus. Pour être complet à l'endroit de ce que présente le pouls, nous devons ajouter qu'il est ordinairement régulier. Il présente cependant quelquefois une certaine irrégularité, et nous verrons le parti qu'ont voulu tirer de cette particularité quelques auteurs, qui croyaient à la possibilité d'assigner à l'hypertrophie des symptômes qui auraient indiqué son siége.

L'inspection de l'appareil respiratoire nous permet

de remarquer une dyspnée d'autant plus intense, que la maladie est plus éloignée de son début. Il y a même orthopnée à cette période qui constituait, pour Corvisart, le deuxième degré de l'affection. Les malades ont une toux qui tantôt est sèche, et tantôt s'accompagne d'une expectoration visqueuse et sanguinolente. A une période plus avancée, le malade crache des caillots d'un sang noir et comme charbonné.

Les fonctions digestives ne paraissent éprouver aucun trouble dans les premiers temps de la maladie. Mais, lorsque celle-ci est arrivée à un degré assez avancé, les malades ont perdu de leur appétit, et ils digèrent difficilement les aliments qu'ils ont ingérés. A une période plus avancée, l'appétit est tout à fait nul; le travail digestif semble ne plus s'opérer.

A mesure que l'affection fait des progrès, de nouveaux symptômes se manifestent. C'est ainsi qu'on voit survenir des hémorrhagies passives (hémoptysies, épistaxis), qui peuvent quelquefois devenir inquiétantes. J'ai vu un cas où une hémorrhagie nasale nécessita le tamponnement. A cela nous devons ajouter la bouffissure et la teinte violacée de la face, la cyanose des lèvres, l'augmentation de volume du foie et, enfin, l'œdème des extrémités, cortége de symptômes qui annonce le dénoûment fatal et prochain que doit avoir la maladie. Dès ce moment, en thèse générale, la mort est inévitable, et c'est par des syncopes fréquentes, la suffocation, une apoplexie ou la rupture du cœur, que la vie est éteinte.

Ici se présente la question de savoir s'il est possible,
comme le disent certains auteurs, d'assigner à l'hypertrophie des symptômes indiquant, d'une manière
précise, le siége qu'elle occupe. Nous n'hésitons pas
à répondre, avec M. Requin : « Non, la chose n'est
point possible ; on ne peut pas diagnostiquer si l'hypertrophie a atteint le ventricule ou l'oreillette, pas
plus qu'on ne peut diagnostiquer si elle a son siége
au côté droit ou au côté gauche du cœur.

M. Beau, néanmoins, prétend que l'impulsion du
cœur est peu considérable lorsque le ventricule est
atteint, et qu'elle est, au contraire, très-violente
lorsque c'est l'oreillette qui est le siége de la lésion.

Cette assertion est peu fondée, je le dis hardiment ;
car, dans les deux cas dont j'ai relaté les observations, j'ai porté mon attention sur cette particularité,
et je n'ai pas trouvé dans le degré de violence de l'impulsion le moindre caractère distinctif.

Lancisi pensait qu'il était possible de préciser quelle
était la partie du cœur affectée d'hypertrophie, et il
invoquait, entre autres signes, le suivant : la pulsa-
tion de la veine jugulaire indiquerait que la lésion a son
siége dans le ventricule droit. L'observation n'a pas
confirmé ce fait. Mais, d'ailleurs, Lancisi lui-même
devait souvent prendre pour les pulsations de la veine
jugulaire celles des carotides.

Corvisart indique d'autres caractères. Ainsi, pour
lui, les battements du cœur, se faisant sentir du côté
droit de la poitrine, constituaient un signe qui devait

faire supposer que le côté atteint était le côté droit. Inutile de dire que ce signe est sans valeur, puisque l'hypertrophie a pour conséquence d'entraîner, dans la situation du cœur, des changements que nous avons signalés, du reste, et qui sont parfaitement capables d'expliquer cette anomalie.

Corvisart indique quelques autres signes qu'il puise dans la régularité constante du pouls, les dérangements de la petite ou de la grande circulation, la fréquence plus ou moins notable des hémoptysies et la couleur de la face. Mais tous ces signes sont fort incertains, et l'on ne doit pas s'y arrêter un instant.

Je ne veux pas clore ce chapitre sans dire un mot d'une opinion fort exagérée, mais qui a du poids parce qu'elle est sortie de la bouche de MM. Louis et Bouillaud. Cette opinion est relative à la cause des infiltrations séreuses, et ne tend à rien moins qu'à établir que ces infiltrations sont le résultat nécessaire du rétrécissement de quelqu'un des orifices. C'est là, pour ces deux savants, l'unique cause capable de produire cette gêne circulatoire qui peut seule expliquer les œdèmes.

Eh bien! je dis que cette opinion est erronée, et je le dis parce qu'elle a contre elle des données anatomiques très-positives et des observations très-concluantes. Et, en effet, le seul moyen d'expliquer une gêne dans le mouvement circulatoire est-il d'admettre le rétrécissement d'un orifice? Évidemment, non; car, si nous étudions les rapports de la face postérieure du

cœur, nous voyons que cet organe est en relation
directe avec l'aorte thoracique; et, si nous étudions les
conséquences que peut avoir cette relation, nous ne
tarderons pas à constater un fait capable d'expliquer
tous les phénomènes résultant d'une gêne dans la circulation. En effet, il est évident que le cœur atteint
d'hypertrophie a augmenté de volume. Ayant augmenté
de volume, il exerce sur l'aorte une compression qui
implique nécessairement l'existence d'une gêne circulatoire, laquelle gêne vient, à son tour, nous donner
l'explication de ces infiltrations séreuses.

Mais je crois avoir dit que, outre des arguments
puisés dans le domaine de l'anatomie, la doctrine de
MM. Louis et Bouillaud avait encore contre elle les
faits les mieux assis, les observations les plus con-
cluantes. Je n'en citerai qu'une, que j'ai recueillie au
service des fiévreuses, à l'Hôtel-Dieu de Toulouse,
avec le concours d'un de mes amis, que je sens le
besoin de remercier publiquement, M. Cadéac, interne
des hôpitaux de cette ville. Cette observation m'a été
fournie par une femme qui succomba après avoir présenté un cortége de symptômes qui, pour nous tous,
avaient mis hors de doute l'existence d'une hypertrophie cardiaque. La marche avait été rapide, la mort
avait été prompte. Nous ouvrîmes le corps de cette
femme avec la ferme persuasion que nous allions
trouver une lésion organique. Mais grand fut notre
étonnement lorsque, après une autopsie très-minu-
tieuse, nous reconnûmes que l'augmentation de vo-

lume du cœur était peu considérable, et que toutes les parties de cet organe étaient parfaitement saines. Il n'y avait pas le moindre rétrécissement, pas la moindre lésion organique ; il y avait eu cependant œdème. Mais cet œdème était la conséquence de l'hypertrophie , qui s'était évidemment développée sous l'influence de l'hérédité , ou de quelque cause vitale qu'il ne nous a pas été possible de découvrir.

MARCHE , DURÉE.

Dans son *Traité clinique des maladies du cœur,* M. Bouillaud pose en principe que l'hypertrophie du cœur a toujours une marche lente. Il parle pourtant de deux cas dans lesquels on aurait vu cette affection suivre une marche rapide ; mais il n'ajoute pas foi au récit des auteurs qui les mentionnent , ou tout au moins il n'accepte leurs assertions qu'avec la plus grande réserve.

Quoi qu'en dise l'illustre chef de la doctrine anatomo-pathologique, il n'est pas très-rare de voir l'hypertrophie du cœur déroger à ses habitudes, se déclarer brusquement, atteindre en peu de jours son maximum d'intensité , et conduire à grands pas les malades au tombeau. Si je m'exprime ainsi, c'est que j'ai moi-même été témoin une fois de cette rapidité dans la marche. Mais ce qui, surtout, m'autorise à me prononcer de la sorte, ce sont les remarquables observations recueillies sur la matière, par un praticien

dont j'ai déjà eu l'occasion de parler. Le docteur
Lafage a vu, en effet, en quelques années, dans le
village de Venerque, qui compte environ mille habi-
tants, une quinzaine de cas d'hypertrophie, et, sur ce
nombre, il y en a eu plusieurs dont la marche s'est
exécutée avec une rapidité désolante. Et, chose digne
de remarque, c'est que, parmi les sujets qui en ont
été victimes, il y en a plusieurs chez lesquels il ne
s'était manifesté, à des époques antérieures à la déclaration de la maladie, aucun de ces symptômes qui
caractérisent cette période où l'affection est encore,
si je puis m'exprimer ainsi, à l'état latent. Je remercie
le docteur Lafage de ce qu'il a bien voulu me faire
cette communication, ainsi que le savant professeur
Noulet, qui a bien voulu me la faciliter.

Comme on le voit, la durée de cette affection est
variable. M. Louis établit que, d'une manière générale,
elle est de quatre ans. Du reste, le siége de la lésion,
si toutefois elle est partielle, peut faire varier sensiblement sa durée. Ainsi il est démontré que l'hypertrophie du côté gauche a une marche beaucoup plus
rapide que celle du côté droit, et que la première
conduit bien plus promptement les malades à leur
terme.

DIAGNOSTIC.

Je passe maintenant à l'étude du diagnostic. Obscur
pendant bien longtemps, le diagnostic différentiel de

l'hypertrophie cardiaque possède aujourd'hui un degré de précision couvenable.

L'ignorant seul pourrait donc désormais confondre cette affection avec les palpitations nerveuses. Et, en effet, tandis que la première est continue, la seconde de ces affections est intermittente. Dans les palpitations nerveuses, la région précordiale ne nous présente pas la moindre trace de matité ; elle ne s'accompagne jamais, non plus, d'œdème des extrémités, caractères qui ne manquent jamais de se produire dans un cas d'hypertrophie.

On ne pourra pas non plus confondre l'affection qui nous occupe avec les palpitations des chlorotiques ; car celles-ci, outre qu'elles s'accompagnent des signes généraux de la chlorose, présentent des bruits anormaux à la base du cœur et sur le trajet des artères. De plus, les palpitations des chlorotiques, soumises à un traitement approprié, disparaissent complétement, tandis que l'hypertrophie laisse, dans les plus notables améliorations, des traces sensibles de son existence.

Nous distinguerons encore aisément l'hypertrophie de l'anévrysme de l'aorte, en examinant avec soin l'endroit où se fait sentir l'impulsion du cœur. La matité et les bruits anormaux qu'on trouve dans l'anévrysme, à droite du sternum, au-dessus de la troisième côte et sous la clavicule, seront d'ailleurs une source constante d'éléments positifs pour le diagnostic.

On a confondu aussi, quelquefois, l'hypertrophie du

cœur avec l'endocardite. On ne s'expliquerait pas aujourd'hui une pareille méprise. En effet, dans l'endocardite, le cœur n'a pas présenté le moindre trouble, à des époques antérieures à la déclaration du mal. Il en est tout autrement dans l'hypertrophie. Dans celle-ci, la matité est très-étendue; elle est très-circonscrite dans l'endocardite. De plus, tandis que dans l'hypertrophie la face des individus atteints présente une coloration rouge ou violacée, dans l'endocardite la face a sa coloration normale. Cette dernière, ne s'accompagne jamais non plus d'œdème des extrémités. Voilà quelques caractères positifs qui guideront sûrement le médecin, pour établir le diagnostic différentiel de ces deux affections.

Je devrais, pour compléter ce qui est relatif au diagnostic de l'hypertrophie, signaler aussi les différences qu'il présente avec celui de l'emphysème pulmonaire, de la pleurésie avec épanchement et de la péricardite. Mais je ne crois pas devoir m'y arrêter , la plus légère attention étant, d'ailleurs, suffisante pour faire tout d'abord distinguer l'hypertrophie de ces divers états morbides.

PRONOSTIC.

Tous les muscles qui entrent dans la composition du corps humain sont susceptibles de s'hypertrophier. Mais, comme le dit le professeur Requin, tandis que, chez les autres corps musculaires, elle ne constitue

qu'une difformité, l'hypertrophie, quand elle atteint
le cœur, est une maladie grave. Ici se présente la
question de savoir si elle est incurable. Faut-il, avec
Corvisart, Laënnec, Kreysig et Requin, adopter la
négative? Faut-il, avec MM. Valleix et Grisolle, se
poser pour l'affirmative? J'ai hâte de dire que je me
prononce pour la première de ces opinions. On se
demandera certainement — et l'on sera bien en droit
de se le demander—si, en agissant ainsi, je n'agis pas
à la légère, et si je ne cède pas aux suggestions de
mon cœur sans écouter la voix de ma raison. Eh bien!
non, je ne me prononce pas ainsi sans avoir quelque
raison pour le faire. Je ne veux pas ici m'appuyer
des exemples nombreux qui sont relatés dans les
ouvrages d'auteurs fort estimables pourtant, et bien
dignes de foi. Je prévois l'objection qu'on me ferait :
je sais ce qu'on a dit de ce cas bien remarquable
que rapporte Laënnec, d'un indivivu qui fut traité
longtemps avant sa mort, pour un anévrysme actif, et
chez lequel on trouva, à l'autopsie, le cœur atrophié
et ridé, à la façon d'une pomme reinette ; je sais comment on a accueilli l'observation rapportée dans le
Sepulcretum de Théophile Bonnet, et celle relatée par
Fabrice de Hilden : les incrédules invoqueraient, j'en
suis sûr, des erreurs de diagnostic. Je ne veux pas
leur laisser cette arme, et, pour cela faire, je porte sur
le terrain du raisonnement l'exposé des moyens que
j'invoque à l'appui de mon assertion. Si l'on se rappelle
ce que nous avons dit en parlant de l'étiologie de cette

lésion, on verra que, pour nous, la cause peut ne pas
être un vice organique, une lésion congénitale ; on
verra que nous avons admis des causes d'un autre
ordre, telles que la suppression d'un flux, la répercussion d'une maladie cutanée, la préexistence d'une
infection vénérienne, arthritique ou scrofuleuse. J'ai
admis ces causes, je l'avoue, sans me rendre parfaitement compte de la manière dont elles agissent. Je
ne suis pas, du reste, de ces hommes qui ont la folle
prétention de tout expliquer en médecine. Où est-il,
après tout, le physiologiste qui nous a donné l'explication positive et complète de tous les faits physiolo-
giques ? Où est-il, par contre, le pathologiste qui
oserait se flatter de nous satisfaire à l'endroit de l'explication de tous les faits pathologiques ?

Quoi qu'il en soit, ces causes agissent : de nombreuses et consciencieuses obervations en sont, je
crois, une preuve irréfragable. Mais la médecine est-
elle donc sitôt à bout de voie et se laisse-t-elle braver
par l'existence d'une infection, qu'elle soit arthritique,
scrofuleuse ou vénérienne ? Est-elle sans bras quand il
s'agit de combattre la suppression d'un flux, la répercussion d'une maladie cutanée ? Évidemment, non. Mais
il est constant, d'un côté, que ces diverses affections
peuvent engendrer l'hypertrophie du cœur ; il est
certain, d'un autre côté, que la médecine n'est pas
impuissante contre ces divers cas pathologiques. Nous
tirons de là cette déduction bien simple que la médecine n'est pas sans ressources quand il s'agit de com-

battre une des causes déterminantes essentielles de l'hypertrophie cardiaque, et que, la cause pouvant disparaître, il n'y a pas le moindre doute à ce que l'effet puisse disparaître aussi. Nous arrivons donc à cette conséquence nécessaire : l'hypertrophie du cœur n'est pas une maladie essentiellement incurable.

De plus, comme nous croyons qu'elle est souvent produite par les causes dont nous venons de parler, nous ajoutons qu'on pourrait souvent s'en rendre maître. Il faudrait seulement que le malade mît plus d'empressement pour se rendre auprès du médecin, et que celui-ci, de son côté, ne négligeât rien pour poser des bases étiologiques qui le guideraient dans la voie d'une thérapeutique qui aurait, dans tous les cas, le mérite d'avoir été rationnelle.

Je ne me dissimule pas, par exemple, la gravité de cette affection, et j'ai d'autant moins le droit de me la dissimuler, que je n'ai pas encore vu un cas où la terminaison ait été heureuse. Il est vrai que mes observations sont presque toutes des observations recueillies dans les hôpitaux, où l'on sait que les malades ne se décident à venir qu'à la dernière extrémité.

TRAITEMENT.

Le traitement de l'hypertrophie du cœur, comme celui de toutes ces affections qui jouissent du fatal privilége de se montrer trop souvent rebelles aux ressources de notre art, semble avoir fixé, d'une

manière spéciale, l'attention des auteurs anciens.
Marcher sur leurs traces, et, à leurs exemple, faire
des essais, se livrer à des recherches pour asseoir une
thérapeutique positive, un mode sérieux de traitement,
tel n'a pas été le goût des médecins modernes. Ceux-
ci sentaient le besoin d'innover. Malheureusement
leurs innovations devaient se borner au diagnostic ,
elles n'étaient pas destinées à arriver même au seuil
de la thérapeutique. Nous n'en dirons pas davantage.
Pourquoi déplorerions-nous le passé? Espérons mieux
de l'avenir !

Quand on jette un coup d'œil général sur l'ensemble
des méthodes curatives qui ont été successivement
préconisées, on est naturellement tenté de formuler
le désir que formulait un jour le célèbre créateur de
l'animisme. Je veux parler de Stahl, méditant sur
l'état de notre matière médicale et s'écriant ensuite :
« Est-ce qu'une main hardie ne nettoiera pas cette
étable d'Augias? »

De ces méthodes, en effet, les unes ont le tort d'être
inapplicables, en raison de la barbarie des moyens
qui les constituent ; d'autres ont celui d'être pallia-
tives, et pas le moins du monde curatives; elles ont
toutes, quoiqu'à des degrés différents, celui d'être
irrationnelles. Nous allons passer en revue celles qui
paraissent avoir eu le plus de vogue, je n'ose pas
dire de succès.

En 1740, Albertini et Valsalva proposèrent, contre
la lésion qui nous occupe, le traitement suivant :

Pratiquer une ou deux saignées copieuses, faire garder le lit, peser les aliments de manière à diminuer chaque jour leur quantité, et à finir par n'accorder au malade que ce qui lui est strictement nécessaire pour la conservation de la vie; ne donner cette faible quantité d'aliments qu'en deux ou trois fois par jour, pour n'introduire dans le sang qu'une petite quantité de substance récrémentitielle et ne stimuler que faiblement les vaisseaux; faire de temps en temps des applications froides sur la poitrine.

S'il fallait en croire Albertini et Valsalva, leur méthode aurait produit des effets merveilleux. Ils prétendent, en effet, avoir détruit la maladie dans les cas où elle n'avait pas encore poussé de profondes racines; ils assurent avoir considérablement ralenti sa marche, lorsqu'elle était invétérée et de longue date. Nous ne voulons certes pas révoquer en doute la sincérité de leurs témoignages; mais nous craignons qu'ils aient exagéré la valeur de leur méthode. Les essais qui en ont été faits ultérieurement viennent, d'une manière irrésistible, à l'appui de nos apréhensions.

Ce mode de traitement eut néanmoins de nombreux adeptes, et, comme nous le verrons, il y a, même de nos jours, des auteurs qui le recommandent. Corvisart semble n'avoir pas d'autre reproche à lui adresser que celui de ne pouvoir convenir à sa dilatation passive. Quant à nous, nous sentons le besoin de lui en adresser un plus général : c'est celui d'être inapplicable. M. Grisolle le traite de barbare, et il n'exagère certes pas la qualification qui doit lui être donnée. Un exemple consigné dans les ouvrages de Morgagni nous convaincra pleinement à cet endroit: cet auteur rapporte qu'un sujet atteint d'anévrysme actif fut astreint, par Albertini et Valsalva, à ne prendre que 250 grammes de bouillie le matin, à peu près la moitié le soir, et à ne boire que de l'eau rendue mucilagineuse par la colle de poisson. Peu de jours après qu'il fut à ce régime, le malade n'avait plus la force de soulever ses membres. Les tortures qu'on avait ajoutées à ses souffrances hâtèrent, selon toute probabilité, le moment de la mort.

Outre que ce traitement ne peut pas s'employer, il doit nécessairement avoir des inconvénients graves, qui n'avaient pas échappé à la sagacité de Hope, et qui suffiraient pour le faire bannir : c'est d'affaiblir considérablement les malades et, par là, de favoriser la dyspnée et surtout le développement des infiltrations séreuses.

Laënnec devait, quelque temps après, continuer et propager cette pratique vicieuse. Laissons-le parler : « *Cherchez à affaiblir le malade*, nous dit-il, *et craignez de rester en deçà de ce but plutôt que de le dépasser; faites des saignées copieuses, et répétez-les tous les deux, quatre ou huit jours au plus tard, jusqu'à ce que les palpitations aient cessé et que le cœur ne donne plus au stéthoscope qu'une impulsion médiocre. Réduisez en même temps la quantité des aliments, et affaiblissez le sujet au point qu'il ne puisse pas faire quelques pas de promenade.* » Laënnec, toutefois, n'employait pas ces

iniques moyens du moment où la maladie avait atteint ce degré que marquent la dyspnée et les infiltrations séreuses. Il recourait dès lors aux diurétiques et aux purgatifs drastiques, qui lui doivent
l'honneur d'avoir eu une certaine vogue.

A son tour, Hope devait inaugurer une forme de
traitement dont les termes, cette fois, ne heurteraient
pas le bon sens. Il conseille, en effet, les saignées;
mais il les proportionne à l'âge, à la force des malades et aussi à la période de l'affection. Dans tous les
cas, les saignées sont modérées. — Le régime constitue la base de son traitement; et si, dans les premiers temps de la maladie, il ne donne que des sub-
stances très-peu nutritives, lorsque la cachexie s'est
déclarée, il prescrit l'usage des viandes noires. Seulement, il en fait prendre peu à la fois. Inutile de dire
que, pour ce qui est des boissons, il proscrit, comme
le font tous les auteurs, du reste, l'usage des alcooliques (1).

Le célèbre auteur des *Recherches sur le siége et les
causes des maladies* devait, lui aussi, attacher son
nom à une méthode qu'il eut, selon nous, le tort de
décorer du titre de curative. Il nous suffira de la
relater pour justifier notre opinion et prouver
qu'un pareil traitement est tout simplement palliatif.

(1) Il semble, néanmoins, n'avoir pas fait un abandon complet de la méthode d'Albertini et de Valsalva; car il rapporte
un cas de guérison qu'il aurait obtenue par l'emploi de ce
moyen.

Morgagni conseille de faire plonger les membres et surtout les membres supérieurs dans un bain chaud. Par ce moyen, il provoque, il détermine même vers ces parties un afflux de sang plus considérable que celui qui devait naturellement s'y rendre. Ainsi il dégorge le cœur et diminue par là la fréquence des palpitations. Mais il est bien aisé de comprendre que l'amélioration apportée à l'état du malade par une semblable méthode ne peut être que momentanée ; il est évident que les mêmes désordres vont se reproduire dès que la cause du mal, qu'on n'a pas même essayé de combattre, n'aura plus ses fâcheux effets détruits par l'action du bain. Cette méthode a donc le défaut de toutes celles que nous avons examinées ; nous pourrions dire plus, c'est qu'elle a cela de commun avec presque toutes celles qui ont été émises jusqu'à ce jour.

Le nom de M. Bouillaud, attaché, à juste titre, à l'étude des maladies du cœur, m'impose l'obligation de dire quelques mots de ses idées thérapeutiques sur le sujet qui m'occupe. Mais, avant d'en venir là, je dois proclamer que j'ai été singulièrement étonné, et surtout profondément affligé, en lisant son *Traité clinique*, lorsque, arrivé au traitement de l'hypertrophie, j'ai vu qu'il avait daigné consacrer à peine deux pages à l'étude d'une si importante question. Les dimensions, le poids et le volume du cœur sont indiqués mathématiquement dans son livre, et un indigeste tableau de chiffres nous révèle les recherches immenses qu'a dû faire son auteur sur ce point. Le chapitre dans lequel

il est question de l'anatomie pathologique, de l'hypertrophie cardiaque, est une digne continuation. Le diagnostic y est établi avec certitude ; l'étiologie même
y est assez consciencieusement traitée.

Je l'avoue, la lecture de ces divers chapitres m'avait
donné quelques espérances relativement à la manière
dont il allait discuter celui du traitement. Et quelle
n'a pas été ma surprise lorsque j'ai vu qu'il ne pré-
conisait rien, qu'il n'indiquait aucune marche et
que tout se bornait à formuler d'inutiles regrets. Le
croirait-on ? il semble regretter que nous ne soyons
plus à l'époque où on trouvait des malades assez cou-
rageux pour endurer ce traitement, dont la pratique
et la raison semblaient pourtant avoir fait justice, je
veux dire le traitement d'Albertini et de Valsalva.

Il faut cependant faire la part des choses, et, à vrai
dire, si M. Bouillaud n'a pas formulé de traitement,
s'il n'a pas même indiqué une voie à suivre pour y
arriver, je ne sais trop si nous devons, à cet endroit,
le louanger ou le blâmer. Pouvait-il, en effet, mettre
en regard un traitement de l'hypertrophie avec les
causes qu'il reconnaissait à cette affection ? Évidemment, non ; car la médecine ne possède pas de moyens
pour remédier à l'insuffisance des valvules ou au rétrécissement de quelqu'un des orifices ; elle est impuissante quand il est question de combattre des vices
organiques, de lutter contre des lésions congénitales.
Et, dès lors, M. Bouillaud a été conséquent avec les
principes qu'il a posés. Tout ce qu'il avait à recher-

cher, c'était une méthode palliative ; et je me hâte de dire qu'il paraît s'en être occupé, car il émet dans son ouvrage une particularité qui, à ce point de vue, mérite une mention : je veux parler de l'usage de la digitale par la méthode endermique. Il veut, sans toutefois en proscrire l'usage à l'intérieur, que tous les jours on ait le soin de saupoudrer un vésicatoire avec de la poudre de digitale, à la dose croissante de 30 à 75 centigrammes.

Nous ne saurions qu'applaudir à cette initiative, parce que nous croyons que la digitale est un palliatif héroïque dans les cas d'hypertrophie du cœur. M. Bouillaud recommande, en outre, les ventouses et les saignées.

Que dirons-nous maintenant de cette solution atrophique de Magendie, qui aurait donné, au dire de son auteur, de si heureux résultats ? Nous n'en dirons rien, par la raison bien simple que nous ne l'avons pas vue à l'œuvre, et qu'il y aurait de la mauvaise grâce à dénigrer un moyen curatif sans en connaître la valeur. Nous en donnerons néanmoins la formule, nous réservant le droit d'en faire un jour l'essai pour en pouvoir, à l'avenir, parler d'après notre propre expérience. M. Magendie associe :

Iodure potassique........	15 grammes.	
Eau distillée.	250	—
Eau distillée de menthe....	8	—
Sirop de guimauve.......	30	—

Plus, au besoin, 4 ou 8 gram. de teinture de digitale.

Il donne, matin et soir, une cuillerée à bouche de la solution ci-dessus, dans un peu d'eau ou de tisane.

Parlerons-nous enfin des moxas, à l'aide desquels le célèbre Larrey prétend avoir guéri un cas d'anévrysme actif?

Nous n'en finirions pas si nous voulions passer en revue les différentes méthodes curatives qui, pour la plupart du reste, n'ont fait que poindre à l'horizon thérapeutique, pour disparaître ensuite et s'éteindre sans même laisser des traces sensibles de leur passage.

Mais, me dira-t-on, vous trouvez à redire à toutes les méthodes ; en pouvez-vous donner une meilleure? A cela je réponds que, si je n'en ai le pouvoir, j'en aurais du moins le désir, et que je ne négligerai rien pour arriver à ce but, qu'il serait si désirable d'atteindre. Mais, s'il ne m'est pas donné d'indiquer des moyens curatifs, qu'il me soit du moins permis de dire à des hommes de cœur, assez sincères pour l'avouer, qu'ils ont, jusqu'à présent, suivi une mauvaise voie ; à des hommes de science et de génie, qu'il en est une autre qu'ils doivent, dès aujourd'hui, s'attacher à agrandir et à perfectionner. La marche à suivre, je l'ai déjà indiquée : j'ai pourtant l'intention d'y revenir, car j'attache une importance majeure aux indications étiologiques que j'ai données comme devant être le point de départ.

Je vais maintenant promener mes regards sur cet arsenal de médicaments et de moyens divers qui ont été tour à tour préconisés contre l'hypertrophie du cœur.

Saignées.

Que dire des émissions sanguines, que tous les auteurs conseillent, quoique avec plus ou moins de modération ? Doit-on se borner aux saignées générales ? doit-on enfin recourir aussi aux saignées locales ? Nous pensons que, d'une manière générale, la saignée est un moyen palliatif qui doit être souvent mis en usage ; mais nous avons hâte d'ajouter que l'on doit toujours en user avec modération, et craindre de trop affaiblir le malade, qui aura besoin de toutes ses forces pour résister aux infiltrations séreuses et parer aux frais d'une convalescence qui sera longue. Il faut donc, selon nous, être sobre de saignées, et préférer, quand on en a reconnu l'utilité, la saignée générale à la saignée locale.

Diurétiques.

L'emploi des diurétiques, dès longtemps prôné, est, selon nous, un autre moyen palliatif qu'il faudrait bien se garder de négliger, même au début de la maladie, dans cette période où les ascites, les œdèmes n'ont pas encore fait acte d'apparition. Mais quel est le diurétique qui devra mériter notre préférence ? Ce sera la digitale, dont les bons effets comme diurétique et comme sédatif du cœur avaient été signalés dès longtemps par Withering. On l'administrera en pilules, à la dose graduelle de 1 à 6 décigrammes de poudre ou d'extrait. On pourra encore la prescrire en teinture, à la dose de 10 à 35 gouttes, et en teinture éthérée, à la dose de 10 à 20 gouttes, que l'on mettra dans une potion.

Ainsi que cela résulte des belles recherches de MM. Homolle et Quévenne, on peut sans inconvénient remplacer la digitale par la digitaline. Cette dernière s'administre à la dose de 2 à 5 milligrammes dans vingt-quatre heures.

Sédatifs.

Les sédatifs on eu leur tour, et l'on a successivement administré, contre l'hypertrophie cardiaque, l'acide hydrocyanique, l'eau de laurier-cerise et enfin le sirop de pointes d'asperge. Ce dernier a été vanté par Broussais. Mais l'effet obtenu par les médicaments de cette classe est très-douteux, et on les a aujourd'hui complétement délaissés.

Opiacés.

L'opium est journellement employé contre l'hypertrophie du cœur, soit à l'intérieur, soit par la méthode endermique. C'est un moyen palliatif dont on abuse quelquefois, et dont on use, je crois, trop souvent.

Purgatifs.

Dès longtemps les purgatifs étaient aussi mis en usage; mais il était réservé à Laënnec de leur donner une vogue qu'ils étaient loin d'avoir avant lui. Cet auteur conseille surtout l'usage des purgatifs drastiques, et il recommande, en première ligne, le jalap, l'aloès et l'extrait de coloquinte.

Pour ce qui est des purgatifs, nous dirons, avec le professeur Dupré, que l'utilité de ces remèdes a été trop prônée par les uns et trop négligée par les autres. Nous conclurons, avec l'auteur de l'*Essai sur les palpitations*, que, d'une manière générale, les purgatifs doivent être pris en considération. Grâce à eux, en effet, le praticien peut combattre l'accumulation des matières fécales dans les intestins, laquelle accumulation peut avoir pour résultat de gêner la circulation, de faire affluer le sang vers le cœur, et, par là, d'augmenter les accidents. L'auteur que nous venons de citer, d'accord en cela avec l'illustre Sénac, conseille principalement l'usage de certaines eaux minérales, telles que celles de Vichy, de Vals, etc. Il pense que l'action douce, lente et néanmoins puissante de ces eaux, est plus appropriée au but qu'on se propose.

Ferrugineux.

On a conseillé aussi l'usage des ferrugineux, et Sénac en a certainement exagéré l'importance ; il en a, du moins, généralisé beaucoup trop l'emploi. Nous comprenons parfaitement leur utilité dans les cas de palpitations chez les chlorotiques ; mais, quand ces palpitations traduisent l'existence d'une hypertrophie cardiaque, ce moyen ne saurait qu'être essentiellement nuisible.

Eaux.

M. Grisolle parle enfin de certaines eaux dont nous avons déjà fait connaître le nom et les propriétés, et je crois que c'est à tort qu'il les indique comme ayant la remarquable propriété d'agir directement sur le tissu hypertrophié.

Et maintenant avions-nous, oui ou non, le droit de pousser cette exclamation que nous avons jetée au commencement de ce chapitre? Avions-nous raison d'implorer le secours d'une main heureuse qui viendrait nous faire saisir le fil conducteur dans cet inextricable dédale? Oui, sans doute, et nous convions tous ces hommes dont la vaste érudition et le zèle infatigable font regretter les écarts, à coopérer à la construction de l'édifice thérapeutique, à chercher le moyen de vaincre une affection qui aurait, Dieu merci, bien assez fait de victimes. Or je crois que le seul moyen d'arriver à ce but, c'est d'adopter la marche que j'ai indiquée, c'est de faire ce que faisaient les anciens, c'est-à-dire la médecine des indications.

Nous devons donc, comme le veut le savant professeur Dupré, comme le veulent, du reste, tous ces illustres continuateurs de la vieille médecine, de la médecine hippocratique, reconnaître des cas où la maladie se rattache à une lésion organique et où le médecin ne peut qu'éloigner plus ou moins, par des moyens palliatifs, le terme d'une mort inévitable, et des cas où l'affection est purement vitale et dans lesquels on peut espérer triompher. Adoptant, pour arriver à ces fins, cette méthode à laquelle Barthez a donné le nom de méthode analytique, nous rechercherons si la maladie résulte de la suppression d'un flux qui constituait une maladie essentielle, et alors nous aviserons au moyen de rétablir cette fonction. De même nous ferons nos efforts pour ramener l'affection au lieu qu'elle occupait primitivement, lorsque nous aurons été assez heureux pour découvrir que les désordres du cœur étaient le résultat d'une métastase. Enfin nous combattrons l'affection de l'organe plus ou moins éloigné, lorsque nous saurons que les troubles cardiaques sont sympathiques. Il serait trop long d'énumérer ici les divers moyens qu'on devrait employer pour arriver à chacun de ces résultats. Nous nous bornerons à constater que, au dire des auteurs, les exutoires et les épythèmes ne sont pas sans avoir, dans bien des cas, produit de bons effets.

Cette méthode, que je viens d'indiquer, n'aura pas tout d'abord, j'en suis sûr, une approbation générale, et l'on ne manquera pas de lui faire cette objection sérieuse, je l'avoue, que la disparition de la cause, en médecine, n'entraîne pas nécessairement, comme elle le fait en physique, la disparition de l'effet, et qu'on ne peut pas faire aux sciences médicales l'application de l'adage : *Ablatâ causâ, tollitur effectus.* A cela je réponds que je ne prétends pas donner à cette méthode, ou plutôt à ses résultats, ce caractère de généralité qui la placerait sous le coup de l'objection que j'ai mentionnée, et, si je formule cette opinion, c'est que j'ai la conviction bien ferme que, dès que la cause est enlevée, si l'effet ne disparaît pas toujours, il disparaît bien souvent. C'est pour cette raison que je voudrais qu'on procédât d'abord, autant que faire se pourrait, à l'élimination de la cause. On aviserait au reste plus tard, s'il y avait lieu.

Par ce que nous venons de dire, il est aisé de voir que nous n'admettons, contre l'hypertrophie du cœur, aucun traitement particulier. Nous croyons même plus : c'est qu'il est essentiellement nuisible d'en imposer un à l'avance, et essentiellement absurde d'en faire l'application quand même.

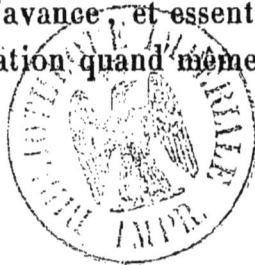

FIN.

www.ingramcontent.com/pod-product-compliance
Lightning Source LLC
Chambersburg PA
CBHW070830210326
41520CB00011B/2188